AF318263

QU'EST-CE QUE LE CHOLÉRA ?

RÉFLEXIONS ET CONSEILS

PAR

M. GRANET DE GANDOLPHE,

PHARMACIEN A ÉPINAL, MEMBRE DE PLUSIEURS SOCIÉTÉS SAVANTES ;
Auteur d'un *Traité pratique de la menstruation*, etc.

« On ne peut point aimer la médecine
» sans aimer les hommes. »   HYPOCRATE

Quò res difficiliùs, magis adhibenda est cura.

EN VENTE

CHEZ TOUS LES LIBRAIRES DU DÉPARTEMENT.

1854.

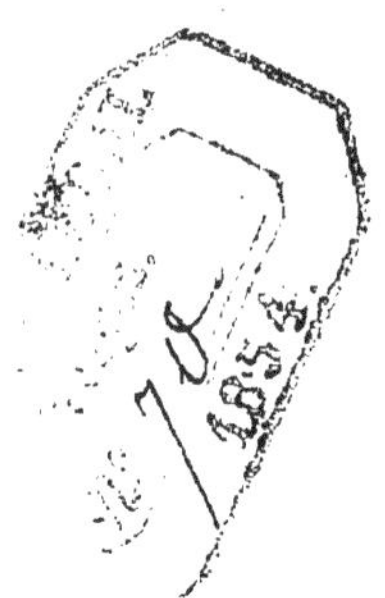

QU'EST-CE QUE LE CHOLÉRA ?

RÉFLEXIONS ET CONSEILS

PAR

M. GRANET DE GANDOLPHE,

PHARMACIEN A ÉPINAL.

« On ne peut point aimer la médecine
» sans aimer les hommes. »   HYPOCRATE.

*Quò res difficiliùs, magis adhibenda est
cura.*

Épinal, 1er août 1854.

TYPHUS INDIEN.

QUE dire aujourd'hui, qui n'ait été dit par les hommes les plus éminents, touchant le traitement du choléra-morbus épidémique, asphyxique, cyanique; grave, algide, asiatique; fièvre grave appelée encore typhus ou fièvre typhoïde de l'Inde, choladrée lympathique, trisplanchnie, trousse galant, asphyxie du cœur, maladie noire, maladie bleue, psoranterie, etc., et que savons-nous de plus qu'en 1832 et 1834, époques où l'épidémie décima la France et l'Algérie, et qui fut si prompte dans son invasion , si terrible dans ses résultats ?

A part les symptômes et la marche de ces causes de malheur et de mortalité, causes toujours nouvelles dans leurs particularités , qui éclatent, durent et passent sans qu'on puisse les étudier , les connaître, préoccupé que l'on est des soins à donner aux malades, tout reste caché. On n'a donc pu faire jusqu'aujourd'hui qu'une médecine de tâtonnement, autrement dit, une médecine des symptômes.

Quelques auteurs prétendent que le choléra est une névrose ganglionaire due à l'action de certains miasmes ayant leur origine dans les Indes orienales , d'où ils sont transportés dans les autres parties du globe ; *morbus totius substantiœ* (FER-NEL). *Morbus*, angl. *Gall. flux ; mordechi* des des Indous, d'où : *mort de chien ;* de *koli,* bile, et de *réo*, couler ; d'autres font provenir de *kolas*, intestin , et même de *kolera,* gouttière , pour désigner l'action de l'intestin qui donne passage au double flux par en haut et par en bas.

Suivant l'étymologie la plus récente, choléra viendrait de deux mots hébreux *choli-ra*, qui signifient maladie grave, *morbus malus.*

Cette maladie paraît originaire des Indes orientales où elle a été observée pour la première fois en 1817 , est restée endémique et d'où elle s'est étendue depuis sur toutes les parties du globe.

Tout ce qu'on peut dire , c'est que sous l'influence d'une cause qu'on peut présumer toute spéciale, jusqu'à présent inconnue, il se développe une maladie dans laquelle les principales fonctions nutritives sont profondément altérées, et dans laquelle se montre, comme principale altération, une modification particulière du sang qui est en rapport avec la nature des évacuations; le sang présente une très-grande densité, une notable diminution d'eau et une forte proportion des globules, une augmentation du poids des matières extractives, de divers sels, du chlorure de sodium et surtout des matières grasses, suivant quelques chimistes, une notable proportion d'urée. Les matières des évacuations riziformes sont constituées par du sérum du sang étendu d'eau, dans lequel est de l'albumine coagulée et une très-forte proportion de chlorure de sodium.

Diverses observations recueillies dans les colonies et en France me donnent la pensée que le choléra est dû à des animalcules, êtres microscopiques animés, naissant de la putréfaction, que les pluies d'été font éclore sous l'influence d'un soleil trop ardent, que les courants emportent; qu'ils se développent dans les milieux qui leur conviennent; qu'ils perdent ou gagnent de vitalité, partant de virulence vénimeuse selon les localités et les causes de leur reproduction; si ces insectes ont sucé des plantes vénéneuses, des cadavres putréfiés, des animaux morts du charbon, et selon l'espèce de ces animaux. Que ces êtres répandus dans l'air, alors possesseurs d'une somme plus forte de venin , par les nombreuses victimes qu'ils font, constituent ce que nous appellons épidémie; que rencontrant d'autres miasmes moins identiques, développant d'autres êtres aussi infimes , nés également de la putréfaction , s'accouplent et produisent une intoxication ayant les mêmes caractères , mais plus bénigne , mais qu'ils sont susceptibles de se régénérer plus malfaisants par les décompositions qu'ils occasionnent. De là ces deux classes de choléra asiatique, asphyxique, etc. Choléra sporadique bilieux ; la dernière attribuée à cette circonstance que je viens d'indiquer, relative à leur accouplement et leur dégénérescence.

Pour arriver à classer ces êtres invisibles , insaisissables (si ce n'est le pollen de la pourriture, ayant subi dans l'air la transformation pulvérulente, ce qui serait moins admissible), voyons si nous ne pourrions pas trouver dans l'Inde et l'Orient quelque chose , qui , semblable au choléra de notre pays , donne la mort , et dont les phases de la maladie qu'elle produit se rapprochent le plus des périodes pathognomoniques à l'espèce.

Je trouve la morsure des serpents : dès lors ces êtres funestes prennent leur famille dans l'ordre des ophidiens , genre *vipera berus , coluber berus, coluber naja ,* le *cobra di capello ,* vipère à lunette , dont la morsure est la plus terrible , que pourtant certains Indiens ont le talent de

charmer au moyen d'un petit flageolet de Linnœus
et de Cuvier, portant crochet et poche à venin ,
voyageant par groupe plus ou moins volumineux,
dont la conséquence est la plus ou moins grande
dose d'intoxication ; de là le choléra asphyxique ,
asiatique cyanique, avec peu de ressources, etc., ou
le choléra sporadique, avec ses prodromes. La cholérine sa 1re période et les périodes successives offrant à l'art de guérir des traitements plus souvent
heureux.

Or, si l'origine des miasmes cholériques vient
des Indes-Orientales , ces miasmes sont dûs aux
mornes et aux marais les plus fréquentés par les
reptiles dont la putréfaction les a produits ; ainsi se
trouverait justifiée la similitude d'action et de maladie de la morsure de l'animal vivant et la maladie
régnant depuis en Europe et en France, le choléra !

Oui , toute chose en putréfaction produit des
vapeurs , des miasmes et des odeurs *sui generis ;*
mais au-dessus de ces objets en putréfaction ,
toujours on voit des milliers d'insectes , parfois
si petits , que l'on n'aperçoit que comme une
légère vapeur, êtres insaissables , on ne peut les
apprécier même avec le microscope.

Que deviennent ces animalcules imperceptibles ?

Reçoivent-ils la vie et la mort quelques mètres
au-dessus du foyer qui les a produit ?

Ou bien , vont-ils , dispersés dans la nature ,
s'accoupler, s'implanter sur d'autres êtres , se
transformer sans résultat malfaisant ?

Ils disparaissent dans l'espace, oui ; mais alors dans l'espace où ils ne sont pas seuls ; s'ils rencontrent d'autres êtres, ne peuvent-ils alimenter leur vie sur eux? S'ils sont vénimeux , ne peuvent-ils nuire ? Dans tous les cas ils ne peuvent pas être avantageux ; ou bien, connaît-on la loi divine qui les circonscrit dans les limites de leurs congénères ?

Notre alimentation à nous n'a-t-elle pas son principe succulent et agréable dans les objets que l'on a fait germer, développer et mûrir dans un foyer pourri et dont l'action de décomposition était entretenue par une chaleur constante ; les plantes qui viennent sur des couches et sous des vitraux , etc.; les viandes passées, faisandées, avec odeur de venaison que Brillat Savarin proclame de première saveur, sous peine de subir son épithète de goût dépravé ; certaines personnes ne mangent-elles pas de préférence les vers de certains fromages ?

Ces ingestions diverses et à divers degrés de putréfaction bornent-elles leurs actions à flatter le goût? Ne peuvent-elles pas avec les sédiments que nos intestins contiennent et les vers que ces sédiments produisent souvent, développer des perturbations dans l'organisme?

Les sauvages qui ne vivent que de pain , d'huile, de fruits et de lait, connaissent-ils les maladies vermineuses? Beaucoup moins. Emploie-t-ils des contre-vers ; ont-ils les dents cariées et noires , comme nous, par les acides et les émanations putrides de l'estomac?

Lorsque, comme nous, ils mangent des substances azotées, ils en relèvent le goût par des condiments très-relevés; ils boivent l'eau du torrent, liquide qui ne subit jamais de contrefaçons; aussi ont-ils des dents saines et très-blanches, offrant diversement le contraste des noirs pepins sur la pulpe blanche d'une pomme.

Chez eux, comme chez nous, le pauvre fournit ordinairement le foyer de diverses maladies; les nègres ne mangeant souvent que les intestins mal appropriés, les pieds et les têtes des moutons, des vaches et des bœufs que l'Arabe a tué pour son service; ainsi que l'Arabe pauvre ne subit souvent ces maladies que par misère, manque des connaissances et des moyens hygiéniques, et les privations que la vie des villes lui impose par la cherté des nécessités que dans certaines contrées nous lui avons créée.

Les herbivores ont-ils les mêmes maladies que les chiens et les autres omnivores? Non.

Le genre d'alimentation dont je parle plus haut, ne vaut pas mieux pour l'homme riche que les aliments détériorés de la classe pauvre. Il y a cependant une différence : c'est que chez le premier, le café, les bonnes liqueurs, les vins généreux et purs, et leur abondance, étouffent et détruisent parfois des familles délétères dont leur estomac eût été le berceau; tandis que chez le pauvre, tout est à l'avenant; pain frelaté, vin dont la fabrication des hommes insulte Dieu et détruit l'harmonie de la machine de ses œuvres. Que d'affaires correctionnelles et criminelles ont pris naissance des miasmes factices qui coulent sur les comptoirs des marchands de vin.

Le désordre, chez la basse classe, prend naissance au cabaret, et ce désordre a une excuse pourtant dans sa cause même; cette cause appelle une réforme, les lois y remédieront, il faut l'espérer, car l'abus des alcooliques est une des plaies sociales les plus graves.

On ne peut douter, nier, le rapport direct qui existe entre l'intempérance et ses effets sur le système nerveux; l'abus des boissons alcooliques produit la méningite.

Les eaux-de-vies retirées par distillation des farines fermentées de seigle, de pommes de terre, d'orge, de figues, de marc de raisin et d'autres provenances, contiennent une certaine proportion d'huile empyreumatique, qui les rend plus ennivrantes et plus dangereuses que celles qui proviennent de la distillation du vin. Parmi les mauvaises espèces, je range ou trouve parfois l'eau-de-vie de marc, distillée souvent dans des alambics plus ou moins tapissés d'acétate et de bi-oxide cuivrique, de rafles de raisin, etc.

Cette huile ampyreumatique est le poison spécial du système nerveux; elle est douée de cette double influence que caractérisent les cas très-nombreux de méningite avec manie aiguë, que nous avons remarqué dans une infinité de cas par l'abus de l'absinthe en Afrique.

Les vins frelatés agissent de même ; c'est ce qui arrive quand les marchands relèvent des vins affaiblis par l'eau, en les mélangeant avec de l'alcool de grains ; ils produisent une ivresse bruyante, frénétique, malsaine, également féconde en crimes et en maladies, parce qu'alors l'alcool additionné ne se mélange jamais aux éléments constitutifs du vin, comme cela a lieu par la fermentation ordinaire. La même chose résulte de ce que les marchands de vin appellent dans leur argot un bon coupage, c'est-à-dire une association de deux et trois vins, dont un domine sans jamais se mélanger intimement en bouquet et en goût, gain illicite et malfaisant. Ce mélange, introduit dans l'estomac, s'y désagrège ; la partie aqueuse est promptement absorbée ; l'alcool, devenu libre et anhydre, agit sur l'économie comme le ferait de l'alcool rectifié, dès lors comme un poison.

En 1848, l'empereur de Russie, supprima les fabriques de vins factices ; pourtant, cet insolent potentat, fait assez volontiers litière de ses peuples.

Mais pour que les gens sensés se dégoûtent et se défient des consommations malfaisantes qu'on leur vend, je leur dirai que l'eau-de-vie n'est que de l'alcool provenant de farines fermentées d'orge, de seigle, de pommes de terre, etc., étendu des deux tiers de son poids d'eau et plus, dans laquelle on met en macération , du poivre , du piment, du stramonium, d'ivraie , du poivre long et d'autres substances enivrantes dont la propriété est d'enlever l'insipidité de l'eau-de-vie et d'en relever le goût en la rendant forte , ce que les goziers blasés et ceux sans défiance sont loin de reconnaître ; l'infusion de sureau communique ensuite à ce mélange la saveur et le bouquet nécessaire , indispensable, pour masquer une fraude aussi criminelle.

Pour ce qu'ils intitulent le cognac , si le liquide contient un excès d'acide acétique , ils neutralisent celui-ci au moyen de l'amoniaque.

Ce qu'on appelle le rhum subit une préparation plus dégoûtante : l'alcool empyreumatique associé à de telles substances , ruine l'estomac , surexcite le centre nerveux et porte les individus qui en font abus aux plus grands excès , et sous cette influence, la physionomie prend un air hébété , nerveux et convulsif. Les troubles du système nerveux portent sur la sensibilité , sur la motilité , sur l'intelligence.

EXAMEN COMPARATIF
du choléra et de la morsure des serpents.

Le choléra est le plus souvent précédé de malaise, de faiblesse, de perte d'appétit, de soif, de douleurs de ventre, de borborygmes, de diarrhée jaune, blanchâtre, muqueuse, fétide, avec accablement, insomnie, sueur, défaillance; accélération ou lenteur du pouls, frissons vagues et irréguliers. C'est à l'ensemble de ces symptômes que l'on a donné le nom de cholérine.

La période vomi-diarrhéique comprend les phénomènes suivants : soif vive, coliques, vomissements de matières blanches, floconneuses, d'une odeur fade; évacuations alvines de matières analogues, souvent répétées ; pouls petit et fréquent, respiration pénible, anxieuse, accélérée ; voix affaiblie, vertige, céphalalgie, bourdonnement d'oreilles ; crampes très-douloureuses dans les bras, les doigts et surtout dans les mollets ; prostration générale, traits tirés, amaigris, yeux caves bordés de noir. Plus tard, la peau se refroidit, la face devient bleuâtre, la pulpe des doigts et des orteils prend une coloration violacée, surtout au pourtour des ongles, et se ride comme si on l'eût fait macérer dans l'eau ; l'amaigrissement est rapide ; la sécrétion urinaire suspendue, et avec elle toutes les exhalations naturelles ou accidentelles.

Dans la 2me période, cyanique, algide ou asphyxique : coloration cyanique des membres et de la face, puis de tout le corps ; yeux secs, ternes ; cornée flétrie ; peau froide, couverte d'une sueur visqueuse ; langue bleuâtre et froide ; soif brûlante ; selles involontaires, souvent constituées par un liquide rougeâtre et fétide ; voix éteinte ; haleine froide, dyspnée extrême, pouls imperceptible, circulation presque interrompue, au moins à la périphérie, obtusion de tous les sens, perte de la sensibilité tactile. Les facultés intellectuelles restent cependant intactes jusqu'à la fin au milieu de ce désordre de toutes les fonctions.

Si la mort n'a pas lieu dans cette période, la maladie change d'aspect : le froid disparaît peu à peu, le pouls reprend sa force et son volume, la cyanose diminue, la face se colore, les yeux s'injectent, la voix reprend sa force, la sécrétion urinaire se rétablit, la circulation reprend son cours : c'est la 3me période, la période de réaction. Elle est dite complète, lorsqu'on voit immédiatement commencer la convalescence, et incomplète, lorsqu'elle est remplacée bientôt par de nouveaux symptômes algides ; elle peut être compliquée de divers accidents, tels que les phénomènes typhoïdes, congestion sou inflammations des viscères des organes les plus essentiels à la vie. Les lésions anatomiques, à l'ouverture des cadavres sont peu en rapport avec la gravité des symptômes de la maladie ; elles diffèrent suivant que les malades ont succombé dans la 2me ou la 3me période. Dans le premier cas, les tuniques intestinales ont une coloration violacée, noirâtre, la consistance normale de la membrane muqueuse est conservée ; éruption de petits corps durs et opaques, du volume d'un grain de chenevis, de nature inconnue ; présence dans l'intestin d'un liquide d'une odeur fade, blanc, floconneux, qu'on a comparé à du petit lait mal clarifié ou à une décoction de riz et dont la composition est identique avec celle de la sérosité du sang. Les organes intérieurs : foie, rate, poumons, sont fortement gorgés de sang. Le cœur est petit, flasque et friable, rempli d'un sang noir, poisseux, justement comparé à du raisiné mou. Il en est de même du système veineux, surtout au voisinage du cœur. Dans la 3me période dite de réaction, les congestions veineuses sont moins nombreuses et remplacées par des congestions actives ou inflammatoires, telles que l'hépatisation du poumon, l'état sablé du cerveau.

Or, dans la période algide cyanique, le sang semble figé dans les vaisseaux ; les saignées ne donnent point d'hémorrhagie, ainsi que la piqûre des sangsues ; les vésicatoires ne prennent pas non plus.

Chez les personnes timides, faibles, dont l'estomac est plein, les symptômes se manifestent avec beaucoup plus de rapidité, et sont plus graves que chez les individus robustes et difficiles à effrayer.

Venin de la vipère appliqué par morsure.

Le venin de la vipère, injecté dans la veine jugulaire d'un gros lapin, détermine la mort en moins de deux minutes, au milieu de cris et de fortes convulsions. Le sang des ventricules du cœur est coagulé.

Le venin des serpents, appliqué par morsure, a pour effet une adynamie très-profonde ; le sujet mordu chancèle en marchant, vertiges et céphalalgies quelques instants après la morsure ; sa parole est brève et pénible, il a des mouvements convulsifs aux membres ; la figure est légèrement livide, les yeux secs, ternes et fixes ; cornée flétrie, les pupilles dilatées ; plus tard, c'est-à-dire une demi-heure après (ce que j'appellerai volontiers la 2me période), les symptômes s'agravent, les mouvements des membres cessent, la lividité de la face augmente, le corps entre en transpiration, le pouls est encore assez bon quelquefois (voilà ce que nous appelons réaction dans le choléra) ; peu après, la respiration devient très-embarrassée et quelquefois elle cesse entièrement, de manière que l'artère seule indique un reste de vie ; on remarque alors des contractions cloniques des muscles sterno-mastoïdiens, sueurs abondantes et froides ; l'action du cœur est très-fortement activée ; le sang, partant du cœur avec abondance, le fait affluer violemment dans les capillaires ; ce sang produit alors les foyers apoplectiques. Voilà la période cyanique algide ; le terme entre la vie et la mort ; le commencement de la sidération mortelle.

Pour combattre ces accidents, dans les colonies, on fait comme en France, on emploie les stimulants énergiques ; les toniques aromatiques, etc. ; des décoctions et des sucs de plantes que des nègres m'ont nommées, mais dont je n'ai pas retenu le nom....

Le libama cedron, le castoreum.

Les symptômes sont plus graves chez les individus faibles, que la peur saisit, que chez ceux qui sont robustes et qui ne s'émeuvent pas facilement.

Les climats, les saisons, les tempéraments, etc., influent singulièrement sur la nature et la marche plus ou moins rapide des symptômes occasionnés par la morsure de ces animaux ; les accidents sont plus à redouter dans l'Amérique méridionale et pendant l'été qu'en Europe.

Mais on conçoit que les symptômes qui doivent se manifester, non par morsure extérieure et apparente, parce que nous avons à faire à des êtres insaisissables, mais par inhalation, par les voies respiratoires, comme je le suppose, inhalation d'autant plus facile que certains estomacs exhalent des miasmes particuliers aux digestions laborieuses, aux aliments ingérés, et offrent ainsi un foyer d'attraction ; déterminent une perturbation sur les organes les plus essentiels, très-délicats et toujours en travail ; devenus parties intégrantes de l'air, vicient l'action de l'hématose, amènent des accidents très-graves et dès lors faciles à apprécier ; n'agissant pas sur un membre isolé, mais directement sur les organes splanchniques, il y a constamment épuisement de l'innervation.

Le système nerveux est le premier frappé, le cœur devenu impuissant ralentit son action, le sang ne subit plus complètement la transformation qui lui procure ses qualités vivifiantes ; alors arrivent la coloration noire, le refroidissement et l'asphyxie. Tout cela prouve encore que le choléra n'est pas contagieux.

Avant la science, l'instinct domine ; aussi dans tous les pays, on a toujours et de tout temps vu les personnes se recommander mutuellement de porter sur soi des objets d'une odeur forte et volatile ; n'avons-nous pas ce fameux vinaigre des quatre voleurs, que suggéra la peste de Marseille ? Il n'avait pas d'autre but, il n'a pas d'autres propriétés.

Les oiseaux fuient l'atmosphère du pays où règne l'épidémie ; pourtant, ces habitants de l'air sont domiciliés assez haut pour affronter les miasmes que la terre exhale.

Si ce n'était que des miasmes dans l'acception

du mot, ils se déplaceraient sans fuir le territoire entier d'un pays soumis à l'épidémie ; il y a plus, et l'instinct chez eux vaut peut-être plus que la science chez nous.

Attribuer la cause du choléra à des miasmes, des émanations méphytiques, ce serait à tort si on ne caractérisait, si on ne classait pas ces miasmes, si on n'étudiait pas comment et dans quel cas ils peuvent être nuisibles, si on ne les cherchait pas aux alentours et dans les habitations des personnes frappées par le fléau.

C'est des miasmes, oui, quant à l'origine, mais des miasmes qui ne ressemblent en rien à ceux produits par les décompositions ordinaires ; c'est des miasmes dont les transformations s'animent et parcourent le globe.

L'aspiration de l'hydrogène arséniqué foudroie comme l'attaque d'apoplexie.

Il y a certains égoûts qui dégagent, par leurs conduits dans les rues, une exhalaison qui donne une asphyxie foudroyante, que l'on prend souvent, pour ne pas dire toujours, pour une attaque d'apoplexie, et d'autres miasmes qu'il serait trop long d'énumérer.

Voilà des miasmes dont l'effet est consécutif à leur apparition, miasmes que l'on peut suivre, reconnaître, caractériser et dire : telle maladie, telle mort est due à l'aspiration de tel miasme ou de tel gaz.

Si un miasme ou exhalaison morbifique n'as-

3

phyxie pas immédiatement par son contact immédiat, s'il n'est pas appréciable à l'odorat, fatigant pour la respiration, il n'aura d'effet qu'à la longue ; effet que l'on peut apprécier dans les habitations malsaines, où règne la misère et une extrême malpropreté, où l'on sent en entrant cet état pathognomonique aux ravages de l'insalubrité.

Dans ces huttes, l'état physiologique du mobilier est le baromètre de la santé de ceux qui les habitent ; dans ces demeures que le destin rend respectables, on voit facilement que la misère et la disposition des habitations sont seules les causes des maladies qu'engendrent le manque de moyens hygiéniques, le contact permanent avec les exhalaisons méphitiques, l'humidité, etc., causes qui génèrent les hydrophtalmies, les rhumatismes articulaires, l'étiolement, les scrofules, dégénérant l'espèce humaine en l'abatardissant jusqu'au crétinisme.

A quoi sert un conseil de salubrité, si, pour des faits aussi intéressants (et on le voit trop en cas d'épidémies dont ces huttes sont le foyer permanent), s'il n'invoque l'application rigoureuse de la loi du 18 avril 1850, loi relative à l'assainissement et à l'interdiction des logements insalubres ; car, de même qu'un commerçant ne peut et ne doit vendre une marchandise avariée, de même un propriétaire ne peut tirer un produit de son capital, si ce capital est placé dans des conditions nuisibles à ceux qui doivent suer mortellement son produit.

L'abatardissement des races est né de la débauche
d'abord, ensuite de l'exploitation, qui, avec la dé-
gradation physique, amène la perversité morale.

On devrait demander jusqu'à satisfaction que
l'on établît dans les rues de l'eau courante, autant
que les sources d'un pays pourraient le permettre ;
le simple bon sens l'indique au chef de la famille
citadine, ayant souci de sa santé et des moyens
de la conserver : ce doit être le premier but des
dépenses d'une commune. . . . . . .

. . . .

. . . .

Ces vérités donnent un certain droit à mon as-
sertion, que le choléra est dû à l'inhalation d'animalcules vénimeux, nés, non des miasmes, mais
bien de la putréfaction ; que ces êtres invisibles sont
plus à craindre quand ils passent subitement de la
chaleur à une température fraîche : ce qui justifie
les attaques dans la nuit, le matin et le soir, plutôt que dans la journée.

Ils suivent en cela l'instinct de tous les insectes (chose que tout le monde a pu remarquer),
qui, pour échapper à la mort, cherchent et choi-
sissent les lieux qui leur offrent une température
qui leur convient, et qui deviennent d'autant plus
à craindre qu'ils sentent leur fin approcher.

Quoi qu'il en soit et quoi qu'on en dise, cette
maladie, sans être devin, deviendra endémique
à l'Europe entière, c'est-à-dire s'implantera en
France, car nos ports seront définitivement ou-

verts à tous les arrivages de l'Orient ; heureux, bien heureux, si la peste, le typhus et la fièvre jaune ne lui font cortége plus tard. Il ne faut pourtant pas s'en effrayer, car ces maladies ne sont pas plus contagieuses que le choléra ; ces maladies sont même rares en Orient et aux colonies. Je désire vivement que la France n'ait pas ce malheur ; du reste, l'autorité veille et la science travaille pour se trouver en mesure, s'il le fallait, de les combattre avec succès.

Seulement il faut nous habituer à la tempérance, à la sobriété ; ne plus négliger les moyens hygiéniques capables de valider notre santé ; à faire de plus grands sacrifices pour les malheureux, puisque, par leur position, ils concourent le plus à éterniser cette maladie : ceci s'adresse plus spécialement aux municipalités en particulier, et à chacun de nous en général.

Je dis qu'il y a des exhalaisons qui foudroient ; avons-nous vu des cas semblables dans les attaques du choléra? Non ; c'est-à-dire qu'il peut débuter brusquement, surtout dans les premiers moments de l'invasion de l'épidémie, par les symptômes les plus graves de l'état algide : ces cas sont très-rares.

A Londres, sept mois d'épidémie ont donné 850 morts, ce qui n'est absolument rien si l'on a égard au chiffre énorme de population de cette ville ; sur ce nombre, on ne compte que 18 cas où le choléra ait été foudroyant, c'est-à-dire sans diarrhée antécédente ; encore, d'après les informations, tous avaient depuis longtemps, ou des maladies chroniques ou des prodromes non avoués avant la dernière maladie.

Ces renseignements sont certains, parce qu'à Londres les morts sont enregistrées, d'après une note fournie par le médecin sur la cause évidente ou probable du décès.

C'est plus que des miasmes; car, attribuer le choléra à des miasmes, sans rechercher la cause, la nature, le foyer de ces miasmes, serait une négligence coupable; la cause échappera toujours à l'opiniâtre bonne volonté et aux études des hommes de science.

Le 19 août 1854, passant près du petit pont un peu avant d'arriver au moulin du commerce, j'ai vu des armoises fleuries et saines; à mon retour, un quart-d'heure après, les fleurs étaient noires et les feuilles étaient jaunes; du reste, tous les arbres et les plantes en général n'ont pas atteint cette année leur développement ordinaire.

Lorsque, dans un champ, les fanes de pommes de terre subissent cette altération qui produit la maladie des tubercules, action purement météorologique, selon moi, qu'aucune science ne pourra jamais empêcher, que Dieu seul, le cours plus régulier des astres et le retour des anciennes températures avec leurs époques fixes; il y a des exhalaisons méphitiques qui font mal, que l'on supporterait avec peine, mais néanmoins un certain laps de temps, sans en faire une maladie, mais qui ne foudroient pas : voilà des miasmes. L'odeur de ces miasmes est identique à la pourriture excrémentitielle des vers à soie et à l'odeur de l'intérieur d'une magnanière mal tenue.

J'ai observé que les orages tuent ces annélides qui développent alors une odeur beaucoup plus forte qu'à l'ordinaire. La maladie des pommes de terre n'a point de prodromes, s'il est permis de me servir de cette expression ; elle est subite et prompte comme les effets de l'électricité dont elle est le résultat.

Les agriculteurs devraient tous les ans renouveler les semences, les faire venir d'un climat opposé, changer l'espèce, que sais-je !

Mais ce qui serait très-utile, ce serait de ramasser les tiges des pommes de terre et de les brûler sur place, au lieu de les enfouir ou de les porter dans le fumier, ce qui pourrait bien être une cause de la continuité de la maladie. Examinée à la loupe, la tige ne présente point de cryptogames, point d'insectes.

Les brusques changements de températures qui ont lieu très-fréquemment dans toutes les parties de la France et même du globe doivent être seuls la cause de la maladie des pommes de terre ; voici comment je l'explique :

Un corps s'échauffe ou se refroidit dès que ses échanges instantanés de chaleur, avec les corps dont il est entouré, ne se compensent pas parfaitement.

Il existe des éfluves, des rayons de chaleur qui émanent des corps dans toutes sortes de directions, et à l'aide desquels, aux plus grandes distances possibles, ils peuvent s'influencer réciproquement. C'est le calorique rayonnant des physiciens.

Pour qu'un corps ne perde rien de sa température, il faut qu'à tout moment il reçoive des corps environnants une quantité de chaleur rayonnante, exactement égale à celle qui, à chaque instant, aussi émane de sa propre surface.

Les espaces célestes ne sont pas au terme de la glace fondante, mais à 40 ou 50 degrés centigrades plus bas. Les plantes subissent une communication rayonnante au moyen de leur déperdition de calorique ; ce rayonnement étant constant, la température de la plante reste toujours la même ; mais un nuage chargé d'électricité s'interposant entre le ciel et le végétal, le rayonnement se trouve supprimé ; la plante, réduite à la température de l'air qui l'enveloppe, subit alors les effets météorologiques par voie d'attraction.

Depuis plusieurs années, ce phénomène ne cesse de se produire, et depuis lors aussi on parle de la maladie des pommes de terre.

En allant visiter la côte de Virrine, il y a trois ans, j'ai vu un champ de pommes de terre bien vertes et bien vigoureuses ; un orage éclata avant mon retour, et, quelques heures après, en revenant, je ne vis plus que des tiges et des feuilles noircies et affaissées, présentant les caractères non équivoques d'une décomposition; dans une partie de ce champ les tiges étaient restées intactes et vertes : que peut l'homme contre de pareils accidents?

A ce sujet, l'ignorance a répandu une idée malheureusement trop acceptée parmi les gens de la campagne, qui ont prétendu que c'était la fumée des chemins de fer qui causait cette maladie : c'est une erreur facile à détruire. Dans toutes les villes et les villages, on brûle du charbon de terre; dans tous les villages, il y a un maréchal-ferrant qui brûle de la houille ; derrière sa maison il y a un champ, et jamais il n'a été dit que cette fumée, chargée cependant des huiles grasses et empyreumatiques du charbon de terre, ait nui à quoi que ce soit.

Et, pour détruire cette croyance, créée sans réflexion, je dirai que la fumée que donne la locomotive des chemins de fer ne peut rien produire ni en bien ni en mal, attendu que là on ne brûle que du coke, c'est-à-dire le résidu du charbon de terre (houille), dont on a extrait le gaz hydrogène qui sert à l'éclairage ; qu'avant les chemins de fer, nos villes manufacturières ont de tous temps beaucoup employé la houille ; dans toutes les localités d'Europe, on brûle de ce charbon, et la fumée des usines et des serruriers, maréchaux et autres, n'ont jamais nui au jardinage qui entoure les cités. On ne pourra donc plus parler de cela sans tomber dans l'absurde.

Mais, ce que les gens de la campagne prennent

pour de la fumée, c'est le brouillard épais et puant qui précède toujours les orages.

La vigne a son cryptogame, *l'oïdium tucheri*, champignon animé, dont l'action est si nuisible.

La moisissure du pain est un cryptogame, produisant parfois des vomiturations , des désordres gastriques, suivis de troubles nerveux, de diarrhée, etc. (1).

Végétaux et animaux ont donc une lutte à mort à soutenir contre des êtres que nos forces et la science ne peuvent atteindre ; espérons que cela changera et que l'homme redeviendra le véritable maître des animaux.

L'homme, dit-on, commande aux animaux, pas tant et si bien qu'on voudrait bien le dire : il dressera un lion, et toujours il sera rongé par les vers. N'est-ce pas là l'action patiente et sûre des des infiniments petits sur les plus forts ?

Le trichodecte, qui se trouve sur le bœuf et le mouton, petit animal dont les tarses armés d'un crochet robuste formant pince avec l'extrémité

(1) Les thermites (insectes) détruisent parfois les charpentes des maisons. Le carpocapsa-pomonana , ordre lépidoptères , insecte microscopique, ne vit quelquefois qu'un jour, s'occupe exclusivement de la propagation de son espèce et meurt ; la femelle, dès que sa ponte est terminée, cesse de vivre , elle dépose dans la tête de chaque fruit (pomme et poire à peine nouées) un seul œuf, à portée de la nourriture qui doit convenir aux larves après l'éclosion des œufs. Cet animal n'a pas d'autre nom connu, c'est sa présence dans les fruits qui fait dire vulgairement : les fruits sont véreux.

de la jambe, s'implante si profondément dans les tissus, qu'il développe, selon les lieux qu'il choisit, des névralgies que rien ne peut calmer ; en pénétrant profondément dans les chairs, produit des tumeurs, qui ont quelquefois nécessité l'amputation du membre, et d'autres fois après de grandes inflammations combattues sans succès, il a suffi de l'extirpation de l'insecte pour obtenir une guérison.

N'avons-nous pas des parasites de tout genre, qui, outre leur incommodité que la propreté combat, engendrent, chez les pauvres gens, les dartres, la gale, etc.

Le levain humain n'est-il pas animé ?

L'évidence parle : nés d'animalcules peu soupçonnés par le plus grand nombre ; ayant, une fois au monde, continuellement à lutter contre des êtres presque invisibles, que par fierté, nous ne voulons pas avouer, reconnaissons donc avec toute l'humilité que notre faiblesse nous impose, que le Créateur a légué à tous une tâche à remplir, pour que tous les êtres subissent la volonté du chef suprême. Qu'est-ce que la guerre ? N'est-ce pas un mode barbare de destruction ? Que penser du sang-froid légal du juge qui condamne à mort ? N'est-ce pas nécessaire, pour la défense de la société (1) ? Avec la civilisation, la calomnie détruit l'honneur, les moyens d'existence, venin animal,

____

(1) N'est-ce pas la volonté suprême, qui amène le coupable juste à l'endroit où il doit recevoir son châtiment ?

scientifiquement organisé, dont le but est une destruction plus barbare que la destruction par la force physique ; parasites à notre tour, ne voyons-nous pas la plupart d'entre nous se courber à plat ventre devant la force musculaire, se courber et s'avilir pour flatter des pouvoirs que l'ordre de la société établit et qu'il suffit d'être en paix avec sa conscience pour respecter ; lâches, comparables à la vermine dont je fais ressortir l'existence, que les troubles de leurs mauvaises actions et une ambition condamnée poussent à cet abaissement, qui cache toujours la trahison, l'astuce, le mensonge, la ruse, la rapine, tous les vices honteux, enfin, couverts des plus respectables manteaux. Animalcules pour créer, animalcules régénérés de notre décomposition ; voilà ce que nous sommes. Le *quia pulvis es,* est un souvenir, que pour bien nous soigner, vivre moralement, honnêtement, fraternellement, nous ne devrions jamais chasser de notre esprit.

Maintenant qu'une démarcation est établie entre les miasmes proprement dits et les produits, les généres de la putréfaction, cause du choléra et de bien d'autres maladies, quel pourrait bien être l'antidote des animacules vénimeux toxiques que j'ai classés parmi les ophidiens ? Je ne suis ni assez savant, ni assez présomptueux pour dire: voici le remède ; mais dans l'intérêt de l'humanité, il me sera permis d'indiquer les substances que l'on préconise comme antidote du venin de la vipère et des poisons septiques ; la prudence des praticiens fera le reste.

Depuis quelques jours seulement, après avoir sollicité et obtenu une autorisation officielle et spéciale , un docteur a fait quelques essais de traitement contre le choléra , avec le sulfate de strychnine dans les hôpitaux de Paris, et l'emploi de cet héroïque toxique s'est assez vite répandu , sans que, cependant, une consécration irrécusable l'ait classé définitivement dans les traitements divers de cette maladie.

Dans une maladie où très-souvent la mort saisit sa proie avant que la science ait eu le temps de réfléchir pour la lui disputer , généraliser l'emploi d'un agent aussi mortifère qu'elle , est au moins très-hardi : néanmoins cela est.

Qu'est-ce donc que la strychnine ? le voici :

De tous les poisons organiques solides que fournit le règne végétal , la strychnine est sans contredit le plus redoutable. Un huitième de grain de strychnine , suffit pour tuer un chien de forte taille , quelques milligrammes ont des effets très-prononcés sur l'homme sain.

Et encore la strychnine n'est soluble que dans 6667 parties à 10° et dans 2500 parties d'eau bouillante , mais le chlorhydrate et le sulfate de strychnine sont solubles, et, pour cette raison, son action est beaucoup plus violente et plus prompte ; aussi, pour atteindre les mêmes résultats, en faut-il infiniment moins.

On extrait la strychnine des *strychnos nux vomica*, famille des loganiacées ; de la fève de Saint-Ignace, poison de Java ; fève igasurique, des Philippines ; du bois de couleuvre, *strychnos colubrina;* et de l'upas tieuté.

C'est le type des médicaments tétaniques et le poison le plus énergique que l'on connaisse.

C'est l'intention la plus louable, le désir le plus ardent d'opposer un frein à ce terrible fléau qui a suggéré la pensée et l'emploi du sulfate de strychnine à l'effet d'obtenir une réaction, un retour de chaleur, des contractions cloniques dans la période cyanique algide, pour en tirer le parti le plus avantageux, je le comprends très-bien ; mais comment compter sur son innocuité? Avant d'avoir recours à des agens pareils, n'avons-nous pas les stimulants diffusibles de toute la matière médicale? Mettons 20 centigrammes de sulfate de strychnine dans une quantité donnée d'eau, de levure de bière et un peu de sucre, nous obtiendrons en peu d'instants une fermentation qui dégagera de l'acide carbonique pendant plusieurs jours. Quoi d'étonnant, est-ce que le mélange que je viens d'indiquer n'est pas tout trouvé, quoique différemment qualifié, dans l'estomac? Quels sont les gaz que la fermentation intérieure et cachée développe avec le sulfate de strychnine? Si le malade échappe à l'asphyxie, il mourra par l'apoplexie des poumons, causée par la stimulation violente du cœur.

L'autorisation officielle et spéciale pour l'emploi du sulfate de strychnine explique l'intention prudente du Gouvernement de ne pas généraliser son emploi, avant la certitude de son action, et prouverait que le médécin, le praticien, n'ont leurs franches coudées pour l'emploi des médicaments que dans la limite de la valeur des agents thérapeutiques qu'ils auront besoin d'employer. Cependant, en joignant à cette liberté d'action les connaissances approfondies qu'ils possèdent et une posologie qui ne peut être sûre, si elle n'a pour base la connaissance exacte et expérimentée de la valeur de la substance, de l'extrait, de l'alcaloïde végétal et de l'alcali minéral ; de la valeur opposée de ses divers modes de préparations, des phénomènes et différences d'action qu'elles peuvent présenter, afin que, guidés par leurs propres connaissances, ils ne suivent jamais aveuglément des bruits de journaux, mais qu'ils consultent nos savants auteurs à titre de renseignements et comme base de l'élucidation comparative pour leurs résultats obtenus, pour ne pas faire de la médecine ce que le manuel de Raspail fait faire au peuple.

C'est ce que donne à entendre un auteur, dont la science est l'autorité des plus respectables en l'espèce, quand il dit : « On pourrait se dispenser « de recourir à la strychnine, si les extraits de « noix vomique étaient toujours faits de la même « manière et s'ils n'étaient pas sujets à varier

« d'énergie, suivant le procédé suivi pour la pré-
« paration. »

Ne pourrait-on faire manger à un chien les
matières vomies, ou encore lui introduire par la
jugulaire du sang noir et poisseux du cœur d'un
cholérique, ou même par la méthode endermique,
pour expérimenter le traitement par le sulfate de
strychnine, sans idée préconçue, afin de pouvoir,
plus tard, généraliser avec la paix de la conscience l'emploi d'un médicament si terrible et
que les populations des villes redoutent autant que
le fléau? Il est presque impossible d'obtenir de la
strychnine bien pure avec la noix vomique; toujours elle contient un peu de brucine, vomicine,
mais le sulfate en est plus débarrassé.

Il est fâcheux que la fève de Saint-Ignace soit
si rare dans le commerce, car cette graine contient la strychnine presque entièrement exempte
de brucine; l'upas tieuté la fournit presque pure.

Il faut six grains de brucine pour produire les
effets d'un grain de strychnine. Il faut quatre
grains de brucine pour tuer un lapin. Quatre
grains pour un chien moyen ne donnent que des
attaques de tétanos, sans le tuer.

L'action diverse de ces alcaloïdes, je ne la
mets en regard que pour prouver la difficulté de
la posologie du dosage, et les accidents divers
que cela peut produire.

La brucine, alcaloïde tétanique douze fois moins
actif que la strychnine, pourrait remplacer cette

dernière ; elle aurait l'avantage de produire des effets analogues , sans présenter les inconvénients d'une si grande activité. Alors pour l'avoir sans mélange de strychnine , on devrait se servir de la brucine extraite de l'écorce de fausse angusture.

Si l'emploi du sulfate de strychnine devait entrer dans le traitement du choléra, d'après mes faibles lumières, ce ne devrait être qu'au commencement de la période algide cyanique , à cause de son action directe et forte sur la moelle épinière et les convulsions tétaniques qu'elle détermine avant de procurer cette sueur abondante , cette réaction que l'on cherche.

Encore faudrait-il que le médecin restât constamment auprès du malade : puisque dans la médecine de ville , il n'y a pas comme dans les hôpitaux des médecins internes , pour devancer de quelques instants la période algide par une application de sangsues à la base des poumons avant l'emploi du sulfate de strychnine , et en en surveillant les effets , il pût se trouver présent pour saisir l'occasion de faire une saignée au malade , afin d'éviter les congestions des viscères , profiter en un mot de l'action du médicament , car, plus tard , peu de temps après l'invasion de cette période, la veine ne donne plus de sang , la piqûre des sangsues plus d'hémorrhagie , les vésicatoires ne prennent souvent plus.:

Mais il est impossible que le médecin reste à demeure auprès du malade , d'autres soins , d'autres devoirs l'appellent ailleurs ; il se multiplie, il ne s'appartient plus , il se dévoue , et cependant s'il donne le sulfate de strychnine sans en suivre lui-même tous les effets , il n'aura pas assez fait.

Ce médicament rend donc la position du médecin très-difficile ; il ne peut pourtant faire mieux , ni plus, si ce n'est d'abandonner un agent thérapeutique si scabreux , si violent, qui, pour être surveillé, ne peut être employé que dans les hôpitaux fournis d'un personnel nombreux de médecins internes et externes ; il ne peut pas même être employé sous la surveillance d'une sœur, parce qu'il faut plus que du dévouement, il faut l'usage des hautes capacités médicales.

Le médecin seul peut et doit se faire délivrer ce médicament et le porter avec lui ; il ne peut, il ne doit le confier à personne, parce qu'après la mort on ne peut trouver aucune lésion du tissu qui puisse indiquer la cause qui l'a produite. Que l'on calcule tous les malheurs que l'on pourrait déplorer si de pareilles solutions restaient au pouvoir de la haine et de la cupidité.

Le sulfate de strychnine, pour une réaction !

Des docteurs plus capables que moi , parlant de la mort apparente et de la mort réelle, au sujet des cholériques de Cracovie, où le gouvernement français les avait envoyés , disent avoir vu, à l'amphithéâtre, des cadavres, faire des mouvements au bout de longtemps, et un fait de retour à la vie au bout de 24 heures, retour, suivi d'hémorrhagie de la saignée et des piqûres de sangsues, saignée et application faites pendant la période cyanique et sans résultat ; mais dans ces temps-là on ne parlait pas du sulfate de strychnine.

Magendie rapporte, qu'un animal soumis à l'action de cette substance, éprouve une secousse semblable à une forte commotion électrique par le simple toucher, et que cet effet se reproduit chaque fois qu'on renouvelle le contact.

Que la section de la moëlle épinière, l'occipital et même la décollation complète, n'empêchent point les effets de la substance d'avoir lieu et même de continuer quelque temps.

C'est ici le cas de rappeler que cet alcaloïde se compose d'oxigène, d'hydrogène, de carbone et d'azote, représentés par $H^{22} C^{42} aZ^2 O^4$. Il n'y a rien à ajouter à la gravité de cette composition.

Après avoir suivi la marche de la maladie, ses désordres et l'action homicide du sulfate de strychnine, il devient inutile d'ajouter qu'employé au début il ne peut être que mortel.

Voici une formule que je propose au corps médical, comme pouvant atteindre le but proposé sans avoir les inconvénients, et infiniment plus apte à combattre les symptômes généraux du choléra.

Le choix des substances qui composent ce médicament est dû à leur valeur thérapeutique — stimulants, diffusibles et sédatifs, convenant tous surtout dans les périodes de collapsus ou de sidération ; dans ce cas le médecin en augmentera la dose selon l'indication qu'il se proposera de remplir.

Gouttes anti-cholériques.

Cette formule ne peut être délivrée que d'après l'ordonnance d'un médecin.

R. Teinture de valériane
—   de castoreum
—   d'opium
Essence de menthe anglaise   } de chaque.... 05 00
Teinture d'arnica montana........................... 51 00
Ether sulfurique.................................... 07 00
Extrait alcoolique de noix vomique................. 00 25
—   —   de belladone................... 00 75

Mêlez et f. s. a une mixture que l'on conservera pour l'usage.

Dose : 10 à 12 gouttes dans une infusion d'un mélange de thé, mélisse, menthe, camomille, millepertuis, simarouba. On pourra répéter cette dose autant que le médecin le jugera convenable pour obtenir une réaction qui du reste ne se fera pas attendre.

Chaque gramme de cette mixture contiendra :
D'extrait alcoolique de noix vomique...... 4 millig. 1⁄3
—   —   de belladone.......... 13 — 06
De teinture d'opium....................... 17 — 36

Chaque goutte contiendra un 5me de millig. de la substance la plus active ; or, cela peut faire du bien et jamais de mal.

On en peut donner 15 gouttes en lavement.

Je fais une liqueur et des pastilles anti-cholériques que tous les pharmaciens pourront délivrer quand ils en connaîtront les formules. Ces deux préparations ont déjà bien réussi comme préservatifs dans les premiers prodromes.

Je crois qu'un jour on pourra compter sur l'anéantissement des effets de l'intoxication cholérique ; mais pour l'anéantissement des causes, il faudra des lois gouvernementales sur l'hygiène et la salubrité des localités et des populations ; lois rigoureuses pour leur exécution, lois qui expliquent et mâchent pour ainsi dire les règles des choses les plus simples ; vrai guide et catéchisme obligatoire pour les maires des campagnes, afin de former l'éducation des peuples, qui, nous pouvons bien le dire, à côté des progrès de tout genre qui nous placent à la tête des nations, est une des choses les plus essentielles à la vie, la plus négligée et la plus ignorée ; comme si les embellissements artistiques des cités, la ruse et l'art de savoir faire fortune étaient plus nécessaires à l'homme que la science et la pratique des moyens propres à combattre tout ce qui tend à miner et détruire le mécanisme de son existence !

On gagne un capital ou on le reçoit en héritage, on apprend à le soigner et le grandir par soi-même et l'on confie sa vie à autrui ?

Avec un peu d'étude et beaucoup de bonne foi, on se passe très-souvent d'un notaire ; on n'a recours aux hommes d'affaires que dans les cas difficiles, parce qu'on ne peut connaître toutes les professions, ni faire tout par soi-même. Dans l'urgence seulement on leur confie ses capitaux, souvent toute sa fortune, mais on se mêle un peu à sa gestion, on se fait expliquer les combinaisons ;

or, on sait quelque chose et quelquefois beaucoup
— et pourquoi n'en est-il pas ainsi pour la médecine, pour les soins de soi-même? Je veux
parler de l'hygiène la plus étendue et des soins
médicaux que la médecine laisse à la portée de
toutes les intelligences ; car, pour les maladies proprement dites, il faut consacrer la vie entière à les
étudier, à les connaître, à les découvrir sous les
mille formes qu'elles affectent : ceci est la pro-
fession de la médecine, un sacerdoce sacré et
dont les études préliminaires que j'indique faciliteraient les soins ; on aurait donc tout à y gagner.
Ne sommes-nous pas notre capital le plus fragile ;
que faire des trésors, si, par notre incurie, nous
mourons prématurément? La première instruction
d'un homme devrait être la connaissance de lui-
même ; selon l'idiosyncrasie, le diagnostique varie
et se multiplie, et le malade qui aurait appris
à se soigner dans les dérangements légers, serait
très-utile à lui-même en donnant des explications
qui favoriseraient le médecin dans les soins qu'il
lui apporte.

Le médecin vétérinaire, s'il a à faire à des êtres
muets, il reçoit cependant des explications du
maître de l'animal qu'il est appelé à soigner, parce que le propriétaire a observé cet animal à l'état
sain et vu le commencement de sa maladie. Eh
bien! il faut le dire, quoique avec peine, souvent
les médecins des hommes sont plus malheureux
sous ce rapport, et si on leur donne quelques

renseignements, ces renseignements les égare-
raient plutôt, s'ils ne puisaient dans leur expé-
rience et leur habileté la science nécessaire au
sujet qu'ils ont à guérir.

Au Gouvernement seul, éclairé par les corps
savants spéciaux, appartient de déterminer l'hygiène des localités, car chaque département a ses
besoins spéciaux, divers, selon sa température
et sa topographie, selon l'éducation ou l'ignorance
de sa population. L'exécution d'une loi semblable
serait sous la surveillance de l'autorité supérieure
du département, ses effets bienfaisants seraient
un principe de moralité d'abord, et faciliteraient,
comme je l'ai déjà dit, la médecine dont le dévouement et l'infatigable activité échouent bien
souvent en face de l'ignorance et de l'incurie des
malades.

Le Coran, code religieux, hygiénique et légis-
latif, est aux Turcs et aux Africains, ce que le
catéchisme et les lois, moins celle dont je parle,
sont pour nous, et la partie hygiénique de ces lois
est observée exactement, au moins par les populations des villes, ne sachant comment l'ob-
servent les populations nomades. C'est peu de
chose en face de ce que nous appelons notre
civilisation, mais ce peu de chose nous ne l'a-
vons pas.

Electro-chimie.

Une atmosphère privée d'électricité est toujours
nuisible à la santé des plantes et des animaux en

général; mais sous cette atmosphère l'éclosion des œufs des animalcules, nés de la putréfaction, est bien plus favorisée: cela se voit pour les fungi généralement (champignons, moisissures, etc.). L'action de ces insectes, accompagnés de phénomènes non électriques, peut occasionner les accidents les plus funestes.

Dans les traités de médecine on passe fort légèrement sur la partie philosophique des lois qui régissent la matière; et pourtant nos organes, tout matériels, ne peuvent pas échapper à ces grandes lois.

L'étude de la médecine datant des premiers âges de l'homme, chaque siècle a accepté les erreurs du siècle précédent, et parce que les sciences naturelles étaient dans le commencement trop incomplètes pour renseigner sur les phénomènes de la vie, les médecins ont trop souvent repoussé leur concours; fort peu encore de nos jours, consentiraient à emprunter à la physique et à la chimie les moyens propres à détruire ce que la médecine a de vague et de conjectural; cependant l'illustre professeur Récamier, médecin, philosophe, physicien et chimiste des plus distingué, dont les immortelles leçons ont reculé les bornes de la science et dont la perte sera toujours un sujet de douleur pour tous les hommes de science, comme de ceux qui l'ont connu, a dit en parlant d'un agent thérapeutique qu'il a introduit dans la médecine: « Nous sommes arrivés à appliquer

« l'électricité avec la même facilité qu'on applique
« un cataplasme. »

L'électricité tend toujours à appeler à elle l'é-
lectricité contraire. Cette loi s'applique à notre
organisation comme au reste de la nature.

Il n'y a point de changement chimique sans
dégagement d'électricité ; l'électricité est un des
produits de la vie.

Dans l'état sain , les sécrétions de la peau sont
acides ; les acides, soumis à l'action d'une pile ,
sont repoussés par le pôle négatif et attirés par le
pôle positif ; la peau, repoussant des acides de
son tissu , est un organe doué des propriétés de
l'électricité négative.

C'est donc cet organe acide qui est chargé de
produire l'électricité négative du corps ; elle a cela
de commun avec les reins, les uretères, la vessie
et une grande portion du tube intestinal , les poumons , le foie , la rate , une partie des séreuses ,
les organes génitaux, le tissu cellulaire et les os
constituent le pôle positif. Ces organes ou ces deux
pôles sont liés entr'eux par les nerfs et le cerveau.
Le sang est leur conducteur humide.

Dans cette production de l'électricité , la peau
joue le premier rôle, à cause de sa grande étendue
et de l'activité de ses fonctions. Aussi, dans la
période algide du choléra, le refroidissement per-
sistant produit une véritable asphyxie en suspen-
dant l'action d'un des pôles de la pile.

A l'état de tension , sur une des surfaces mem-

braneuses, l'électricité attire sur l'autre l'électricité de nom opposé, et se confondent l'une avec
l'autre comme dans la bouteille de Leyde et dans
l'électrophore. Or, dans le choléra surtout, si
la peau ne fonctionne pas, si la transpiration acide
cesse, ou si elle fonctionne avec trop d'activité,
il y a inévitablement trouble dans le reste de l'é-
conomie ; car si, d'un côté, il y a une tension
morbide dans les organes alcalins, de l'autre une
consommation trop prompte des deux électricités,
la mort devra arriver plus ou moins vite. Ainsi,
une atmosphère presque dépourvue d'oxigène,
sera toujours une cause secondaire du choléra.

Voilà aussi la cause pathologique de la fièvre
typhoïde qui restera endémique dans les Vosges,
parce qu'une certaine portion de la population
n'est pas dans les conditions désirables pour lutter
avec avantage contre les causes si nombreuses
dans ses climats de refroidissements et de débilité.

Je conseille, dans le choléra, en même temps
que l'antidote des animalcules cholériques, dont la
formule est à la page 35, et les stimulants diffusibles, tels que l'essence de menthe anglaise, ajoutée
aux infusions de feuilles de mélisse, de menthe, à la
camomille, au thé, etc., l'emploi de cataplasmes
galvano-électriques, trempés dans une dissolution
de sel marin et de vinaigre chaud, cataplasmes
d'un pied carré de grandeur, appliqués l'un sur la
poitrine, l'autre dans le dos, sur le rachis (co-
lonne vertébrale), et reliés par un cordon métal-

lique, recouvert de soie (conducteur) ; d'ajouter à toutes les boissons une pincée de bi-carbonate de soude ; quelques gouttes d'alcool camphré, répandues dans le creux de la main et essuyées immédiatement avec la langue.

Le phénomène que présente le sang dans les vaisseaux, lors de la période cyanique algide, au début de cette période, dans sa marche et à sa terminaison, quand une heureuse réaction s'établit et fait place aux symptômes typhoïdes, m'engage à faire connaître les résultats que j'ai obtenus dans l'analyse du sang, dans des cas de fièvres typhoïdes et paludéennes, en Afrique, de 1830 à 1840, et, dans les Vosges, en février 1847, et au milieu de l'été de la même année, comme corrolaire des phénomènes électriques dont j'ai déjà parlé.

Analyse comparative de serum sain et de serum pathologique.

100 volumes de serum sain exigent, pour leur neutralisation, 15 à 16 volumes d'un mélange en poids, de 99 parties d'eau distillée et de 1 partie d'acide phosphorique trihydraté ; tandis que 100 volumes de serum pathologique n'en exigent que 10 volumes, c'est-à-dire un tiers en moins.

Dans le cas de fièvres typhoïdes dans les Vosges, j'ai vu, au contraire, la proportion d'alcali augmenter à ce point qu'il m'a fallu, pour amener la neutralisation du serum, porter à 25 et 30 le nombre des volumes de liqueur acide ajoutée.

L'atmosphère , les habitudes et la nourriture des individus sont les causes certaines de cette variation ; car ici changements brusques de température, travail excessif, nourriture fort peu succulente, sang pauvre, misérable; tandis que, en Afrique, où la température est constante, riche, l'alimentation tonique et très-substantielle, j'ai remarqué la diminution presque totale de l'alcali dans le serum d'individus atteints de maladies inflammatoires, une augmentation d'eau et une acidité occasionnant une effervescence marquée avec le carbonate de chaux et le bi-carbonate de soude.

Avec cette indication , les praticiens reconnaîtront de suite qu'un traitement chimique et simple suffit, dans les Vosges, pour refouler cette maladie qui paraît y être devenue endémique.

PROPHYLAXIE.

Précautions à prendre pour éviter et éloigner le choléra autant qu'il est en notre pouvoir.

En temps d'épidémie , il importe de se couvrir de manière à laisser le moins de surface cutanée à l'air libre ; porter des vêtements chauds pour que le corps conserve toujours une chaleur uniforme , et se trouver à l'abri des refroidissements subits auxquels depuis longtemps nous sommes souvent exposés , à raison des brusques changements de température ; une grande propreté du corps , du linge et des habitations ; se laver deux fois par jour le visage ; ne jamais se laver les pieds avec de l'eau froide ; éviter autant que possible la fraîcheur des matinées et des soirées ; porter de la flanelle sur l'estomac, les reins et le ventre ; une grande propreté personnelle ; soigner surtout les voies respiratoires en portant à la bouche, soit une cigarette de camphre ou tout autre objet garni d'odeurs fortes et volatiles ; envelopper une pincée de camphre en poudre dans un peu de coton et le mettre dans les oreilles : la mission des odeurs fortes que l'on peut porter sur soi n'est point de tuer les animalcules cholériques, mais de les éloigner autant que possible. Faire usage comme je l'indiquerai plus tard, d'un mélange dont je donnerai la composition, mais dont la manipulation a besoin d'une main exercée, pour aspirer l'électricité nécessaire à la vie et qui manque quelquefois à certaines atmosphères sous la pression desquelles on a de la difficulté de respirer.

On doit enterrer les morts le plus loin possible des habitations, à deux mètres de profondeur, et jeter de la chaux dessus.

Les maires des villages en tout temps doivent exercer une surveillance rigoureuse sur la nature de la viande que l'on vend, afin d'empêcher, ce qui arrive parfois, que l'on ne mange des animaux morts de maladie.

Ne négliger aucune indisposition, car pendant l'épidémie toutes les maladies sont susceptibles de rentrer dans son domaine. Surveiller avec soin l'action de l'estomac et des intestins ; faire usage d'aliments sains, succulents et de facile digestion, afin qu'avec une plus grande assimilation il y ait moins de résidu ; boire le moins d'eau possible , malgré les chaleurs ; ne jamais boire de l'eau fraîche : on doit se rincer la bouche d'abord , rejetter cette eau et n'avaler l'eau ensuite qu'après l'avoir gardée un instant dans la bouche. Un mélange d'eau, de deux cuillerées d'eau-de-vie et d'un peu de sucre, sera toujours une boisson désaltérante et tonique, prise deux ou trois fois par jour ; ne jamais sortir le matin avant d'avoir mangé, éviter une trop grande fatigue, ne manger de fruits d'aucune espèce, peu de légumes, éviter autant que possible de manger des pommes de terre nouvelles. On peut très-bien prendre toutes ces précautions sans rien changer dans les habitudes, s'observer d'avantage : voilà tout.

Souvent certaines indispositions, telles que diarrhée, colliques légères, météorisation et lassitude d'estomac sont qualifiées de *traînée* et fort peu ou pas soignées ; il convient au contraire, dans ce cas, de se tenir chaudement, s'abstenir du travail, boire dans la journée quelques tasses d'eau de riz gommée ; le soir, souper de bonne heure et manger peu , afin de pouvoir, avant de se coucher, prendre un demi-lavement fait avec une décoction de guimauve et d'une tête de pavot. Je dis un demi-lavement, afin de ne pas trop fatiguer l'intestin, tâcher de le garder ; si on le rend, en prendre un autre demi ; mettre un cataplasme de farine de lin sur l'estomac pendant la nuit. Matin et soir, faire usage d'une infusion, obtenue au moyen d'une pincée de meuthe poivrée, de mélisse, de camomille et de thé, mais peu chargée, légère, sucrée et bien chaude.

Si cet état ne s'amende pas, appeller immédiatement un médecin; si l'on est trop éloigné, mettre dans les demi-lavements indiqués une ou deux cuillerées d'amidon, j'ajouterai 10 à 15 gouttes de laudanum si on en avait. Ajouter aux infusions du matin et du soir quelques gouttes d'éther et d'alcool camphé : voilà pour les simples indispositions.

Si le choléra se déclare par la période vomi-diarrhéique et le froid, coucher immédiatement le malade dans des couvertures de laine, lui faire prendre des demi-tasses d'infusion de menthe, mélisse et thé très-chargée, sucrée et chaudes ; aller chercher un médecin, et, en attendant, réchauffer par tous les moyens possibles, surtout se procurer une poignée d'ortie et la promener en frictionnant légèrement tout le long du dos du malade, les jambes et les pieds sans le découvrir, lui faire prendre une demi-tasse d'infusion bien chaude, relever son moral par des conversations encourageantes, et si le médecin n'est pas encore arrivé, et que le malade entre en transpiration, ne pas le découvrir, seulement diminuer un peu les couvertures depuis les épaules jusqu'au ventre. Examiner sa langue, lui demander s'il souffre de la tête ; s'il dit oui, et que langue soit sale, rouge sur les bords et à la pointe ; si le malade accuse de la soif, lui donner alors pour boisson un peu d'eau de riz gommée tiède, coupée d'un peu de limonade, dans laquelle on met une demi-cuiller à café de bi-carbonate de soude ; retourner chez le médecin, car alors que la réaction est établie, à lui seul appartient de savoir s'il convient d'appliquer des sangsues à l'anus ou au bas de l'estomac, ou s'il faut faire une saignée ; car souvent arrivé à ce point, le cholérique peut voir sa convalescence commencer là, ou suivre la forme typhoïde. Il n'y a alors aucun remède à donner, les soins seuls du médecin peuvent satisfaire aux deux éventualités et obtenir un bon succès.

Le choléra n'est pas contagieux ; on ne doit pas craindre de soigner les malades, car toujours le résultat dépend de l'intelligence des premiers soins et de la force du caractère,

Ne donner d'aliments au malade que d'après l'ordre du médecin ; si on devait le faire en son absence, ne donner que du bouillon de bœuf légèrement salé, et peu à la fois.

Pendant la convalescence, ne jamais prendre du laitage.

L'usage des boissons alcooliques, tel que rhum, eau-de-vie, etc., dans l'intention de se préserver du choléra, comme on dit dans les campagnes, est funeste, surtout pour les personnes qui n'en ont pas l'habitude ; on peut donner du ton à l'estomac, on ne doit jamais rien prendre qui puisse l'échauffer.

SALUBRITÉ.

Éloigner des habitations toute espèce de matière corrompue, animale ou végétale ; nettoyer les égoûts et les laver souvent ; ne laisser aucune humidité à l'entour des maisons ; écouler les eaux stagnantes ; établir une ventilation pour aérer les appartements dans le milieu du jour ; nettoyer avec des torchons secs et ne jamais laver les planchers ; examiner avec soin l'eau que l'on boit et mieux la passer à travers une serviette pliée en double ; éviter les émotions, les grandes réunions ; faire du feu pendant la nuit dans les chambres à coucher ; exposer les effets de couchage au soleil, de temps en temps ; blanchir l'intérieur et l'extérieur des maisons à la chaux ; à la campagne, blanchir les étables ; à l'entrée de la nuit, brûler dans les rues du bois de sapin et de genévrier ; faire des fumigations guytonniennes dans les cours, les granges et les rues humides.

Jeter une dissolution de sulfate de fer (couperose verte) dans les lieux, pour annihiler la mauvaise odeur.

Se frictionner la poitrine et les jambes avec de l'eau sédative, en ayant soin d'augmenter la dose du sel marin ; ou bien user d'un liniment alcalin pour rendre à la peau l'acidité qu'elle tend à perdre.

Ne pas s'affecter, la crainte excessive prédispose ; la peur est le maréchal-des-logis de l'infection cholérique ; avoir confiance dans les moyens hygiéniques et la sobriété.

Pour ne pas avoir peur et ne pas désespérer à l'avance, se bien souvenir de cette croyance qui existe depuis l'origine des siècles : la croyance à l'homme double esprit et matière ; la croyance à l'immortalité de l'âme ; cette croyance, en nous rappelant notre dépendance, la grandeur de notre origine spirituelle, le néant de nos pouvoirs terrestres, nous impose des devoirs : devoirs religieux, foi inébranlable, espérance en la bonté du Créateur et la résignation la plus absolue pour ses décrets immuables. Avoir peur et douter, c'est offenser Dieu.

Dépend-il de nous, matière sans reconnaissance, d'être bien vivants, bien portants, pour les plaisirs, même ceux qui nous sont nuisibles ; ou de nous évanouir comme une fumée pour laisser passer le malheur, s'appesantir sur nos frères, les abandonner et reparaître après sans interruption pour nos volontés ; toujours vivre forts et heureux, jouir du plus avantageux du contrat de la vie, se soustraire aux obligations, aux conditions qu'elle impose, laissant toujours au plus malheureux le fardeau le plus lourd. Cette conduite, en terme de barreau, est un stellionat, car c'est emprunter souvent sur un objet dont la valeur est épuisée ; la société punit ce crime très-sévèrement, et que fera Dieu ?

Cette réflexion devrait nous tenir en garde contre l'abus de nos forces, qu'une simple colique détruit ; contre nos prétendues inégalités sociales, et fils du même père, soumis aux mêmes infirmités, matière putréfiable commune à tous, avide d'émotions joyeuses, de richesses et d'honneurs chimériques, de domination ; pourrait-on me dire à quoi tous ces hochets servent en face d'un fléau qui égalise toutes les positions ?

La charité, la générosité, le dévouement seuls sont le baume salutaire dans les grands malheurs ; la certitude de l'accomplissement de ses devoirs envers ses semblables donne la résignation et le courage ; la pratique de ces principes nous rapproche de la loi du Christ, loi immortelle de véritable fraternité et d'amour. Et qu'est-ce que l'amitié, si ce n'est l'égalité ? L'attraction est la loi qui détermine l'affinité des corps bruts ; la fraternité, est la loi qui fait naître dans les cœurs l'assurance des secours mutuels parmi les êtres moraux.

On répand le bruit que dans les villages on guérit le choléra par le secret ; chacun sait que, ce que l'on appelle guérir par le secret, c'est tout bonnement des prières ; or, ces prières se rapportent à Dieu, à la sainte Vierge, qu'elles intercèdent. Comment, si cela est vrai, ne pas le croire ? Pourquoi et comment pourrait-on l'empêcher ? Ne pas le croire, c'est nier la puissance de Dieu ; l'empêcher, serait trahir la protection que l'on doit aux croyances religieuses, à la religion de l'Etat. On n'est fort qu'en estimant sa faiblesse.

Ceci m'a amené à des conjectures métaphysiques d'un ordre trop étendu et trop profond, que je me dispense de publier pour le moment, ajournant à plus tard une controverse appréciable par les hommes spéciaux.

La vie est semblable au commerce ; il faut qu'on puisse la quitter en y laissant un ordre tel que notre absence ne puisse nuire à ceux qui sont intéressés de la continuer ; bien au contraire, que le choix et les qualités d'affaires que nous y avons introduites nous rappellent avec bonheur et nous fassent bénir.

Or, le choléra épidémique, dans tous les pays, se porte sur les classes pauvres, sur les constitutions les plus épuisées, et l'on s'effraie quelquefois, parce qu'il s'appesantira sur certaine classe aisée et élevée de la société.

Mais avant de s'effrayer, réfléchissons à ce que nous ne pouvons pénétrer, à ce dont nous ne pouvons pas nous assurer, à ce que l'on ne dit jamais, pas plus au médecin qu'au confesseur, et bornons-nous à savoir que l'argent ne fait pas l'honneur, que la haute position n'exempte pas de vices, et alors nous saurons que, peut-être à cause du trop de fortune et d'élévation, on satisfait souvent des goûts et des passions, mortels à époques fixes, que devance seulement l'épidémie :

or, elle ne tue pas, elle démasque un terrain miné, fait crouler un pont vermoulu dont les piliers étaient un coffre-fort. Ce que je dis là, je ne l'impute à crime à personne, puisque je ne parle que de la façon de vivre qui ne nuit qu'à soi ; mais je le dis pour indiquer le côté faible que la maladie sait trouver et dont l'élection du domicile nous effraie.

Tout s'explique parmi nous dans ce que nous voyons, par ce qui se passe dans les régions du monde invisible que nous ne voyons pas ; il s'agit de réfléchir.

« Pour exister longtemps, a dit Bacon, il faudrait toujours être en paix avec son cœur. »

Selon Fontenelle, il faudrait avoir bon estomac et mauvais cœur. L'idée matérialiste de Fontenelle explique suffisamment, qu'il faudrait aux personnes nerveuses de l'insensibilité, de l'apathie ; en effet, l'affliction, la trop grande sensibilité, les grandes joies et les chagrins dévorent la vie ; les cœurs trop tendres ou trop passionnés et les imaginations ardentes compromettent leur santé et abrègent leurs jours.

FIN.

ÉPINAL, IMPRIM. D'A. CABASSE.

www.ingramcontent.com/pod-product-compliance
Ingram Content Group UK Ltd.
Pitfield, Milton Keynes, MK11 3LW, UK
UKHW021709130726
13696UKWH00004B/1702